Dr Hector BARDIN
DE L'UNIVERSITÉ DE PARIS

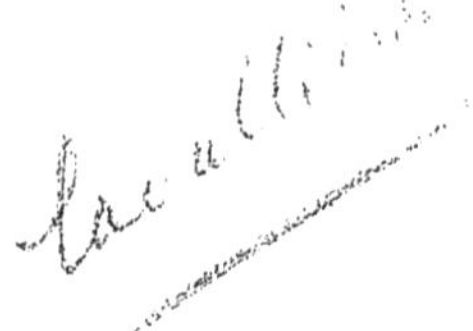

LE PRURIGO CHEZ L'ENFANT

ÉTIOLOGIE. DIAGNOSTIC. TRAITEMENT.

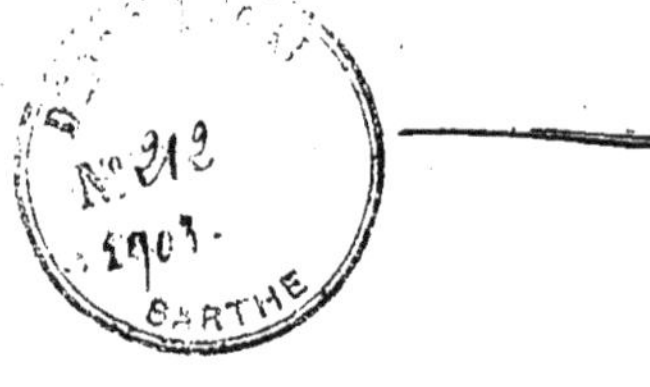

PARIS
Jules ROUSSET
1, rue Casimir-Delavigne
et 12, rue Monsieur-le-Prince
(anciennement 36, rue Serpente)

1903

Dr Hector BARDIN
DE L'UNIVERSITÉ DE PARIS

LE PRURIGO CHEZ L'ENFANT

ÉTIOLOGIE. DIAGNOSTIC. TRAITEMENT.

PARIS
Jules ROUSSET
1, RUE CASIMIR-DELAVIGNE
ET 12, RUE MONSIEUR-LE-PRINCE
(anciennement 36, rue Serpente)

1903

A MES PARENTS

A MES AMIS

A MON PRESIDENT DE THÈSE

MONSIEUR LE PROFESSEUR GAUCHER,

PROFESSEUR ALA FACULTÉ DE MÉDECINE,

MÉDECIN DE L'HOPITAL SAINT-LOUIS,

CHEVALIER DE LA LÉGION D'HONNEUR.

A MONSIEUR LE PROFESSEUR DEBOVE,

DOYEN DE LA FACULTÉ DE MÉDECINE DE PARIS,

MÉDECIN DE L'HOPITAL BEAUJON,

OFFICIER DE LA LÉGION D'HONNEUR.

A MONSIEUR LE DOCTEUR COMBY,

MÉDECIN DE L'HOPITAL DES ENFANTS-MALADES,

CHEVALIER DE LA LÉGION D'HONNEUR.

A MONSIEUR LE DOCTEUR LEPAGE,

PROFESSEUR AGRÉGÉ A LA FACULTÉ DE MÉDECINE DE PARIS.

MÉDECIN ACCOUCHEUR A L'HOPITAL DE LA PITIÉ,

CHEVALIER DE LA LÉGION D'HONNEUR.

INTRODUCTION.

L'Idée de cette thése nous a été donnée par M. le docteur Comby. Nous devons à sa toute gracieuse obligeance d'avoir pu observer pendant quelque temps dans son service et à sa consultation clinique de l'Hôpital des Enfants-Malades un certain nombre de cas de prurigo infantile, il nous conseilla d'en faire l'objet de notre thése et nous aida de ses conseils éclairés.

Mettant à profit ce nouveau et trop court séjour dans son service pour perfectionner nos connaissances en médecine infantile nous lui en devons la plus grande part.

Nous tenons à lui offrir ici l'expression respectueuse de notre reconnaissance pour l'inépuisable bienveillance qu'il nous a témoignée en cette occasion. Qu'il nous soit permis de le remercier aussi du soin jaloux qu'il prit de nous pendant notre court stage dans son service et de ses bienveillantes causeries.

Qu'il nous soit permis encore, avant de quitter officiellement la Faculté de Médecine de Paris, d'exprimer notre profonde gratitude envers nos maîtres dans les hôpitaux, M. le Pr Debove, doyen de la Faculté de Médecine de Paris, M. le Pr Gaucher, notre président de thèse pour la haute bienveillance qu'il a bien voulu nous témoigner en acceptant la présidence de cette thèse, M. le Dr Lepage, médecin accoucheur des hôpitaux, qui nous initia à la pratique de l'obstétrique. Nous remercions encore nos maîtres à la Faculté qui essayèrent de nous inculquer la science, l'art et l'esprit médical.

Actuellement on classe dans l'ordre dermatologique sous le nom générique de *prurigo*, des affections cutanées qui ont pour symptôme commun le prurit et qui s'accompagnent le plus souvent de lésions cutanées polymorphes. *Parmi ces lésions, la séro-papule de Prurigo* et la *lichénification* constituée par des infiltrations dermiques sont les symptômes les plus en vue.

Willan considérait déjà la papulo prurigineuse comme un élément essentiel. Sous le nom de prurigo, Besnier dans une communication au congrès de Londres en 1896, classait toute affection éruptive dont le premier symptôme est le prurit qui restera l'élément dominant dans tout le cours de la dermatose.

Suivant Besnier, tout ce que nous classons sous le nom de prurigo et en outre le prurit chronique et le lichen chronique forment le groupe prurigo.

Suivant Besnier aussi aucune lésion cutanée n'est caractéristique des affections qui sont comprises dans ce cadre car toutes sont secondaires au prurit et dues au grattage. C'est aussi l'opinion de M. le Dr Jacquet pour qui le grattage provoque certaines lésions du prurigo, en particulier les papules.

On a fait remarquer que par le sim ple enveloppement on empêche l'apparition des papules.

Pour M. le Dr Hallopeau, la papule ne caractérise pas le prurigo.

Quoiqu'il en soit de ces opinions sur le rapport du prurit avec le prurigo, on en décrit plusieurs formes.

On décrit des formes aiguës et subaiguës qui sont définies par le développement de papules bien caractérisées cliniquement; ce sont *le Prurigo simple* ou *Lichen aigu* de Vidal. *Prurigo temporaire auto-toxique de Vidal*; pour d'autres auteurs identifiées avec le strophulus ces affections présentent d'étroites connexions avec l'urticaire.

Le prurigo de Hebra, dermatose chronique récidivante et a exacerbations, est constitué par une éruption de *papules blanc* rosé ou rouge disséminées sur toute la surface du corps et principalement aux faces d'extension. Ces papules ont une limite assez nette quoique non géométrique.

La séro-papule a une forme circulaire conique mais tronquée en général à son sommet, qui est aplati ou arrondi.

Les dimensions sont comprises entre la grosseur d'une tête d'épingle et celle d'une lentille.

Le sommet de la papule est formé quelques fois par une petite vésicule, le plus souvent par une tache opaline plus ou moins jaunâtre.

Ces papules excoriées par le grattage se recouvrent d'une croûtelle sanguine en peu de temps qui, détachée, laisse à nu une petite dépression rouge et humide; puis après trois,cinq, huit jours la croûtelle tombe laissant place à une pigmentation locale passagère; quand il y a eu excoriation par les ongles on voit des cicatrices blanches en différents points du corps.

Ce prurigo se rencontre surtout chez l'enfant et le *prurigo de Hebra* (abstraction faite des prurigos dyscrasiques et parasitaires) est l'aboutissant des formes infantiles.

Les *prurigos infantiles* sont très fréquents; le *prurigo* de l'adulte est relativement rare. C'est d'une part qu'un grand nombre de prurigos de l'enfant sont définitivement guéris et d'autre part que le prurigo chronique offre une tendance naturelle à la guérison vers l'adolescence.

ETIOLOGIE

Les cas de prurigo qu'il nous fut donné d'observer tant dans le service de M. le Dr Comby qu'à la consultation clinique journalière de l'hôpital Saint-Louis, nous ont donné cette impression d'être calqués tous sur le même modèle, sur le même type clinique.

Cette affection est seulement gênante le plus souvent, entraîne rarement la nécessité d'un séjour à l'hôpital et les mères amènent leurs enfants à la consultation.

Il est donc difficile d'avoir des observations suivies de cette dermatose, mais dans le nombre il en existe qu'on revoit périodiquement.

Nous avons pu en observer un certain nombre dans le service de M. le Dr Comby et c'est sur ces observations que sont appuyées les données qui vont suivre.

Notre maître, M. le Dr Comby qui nous a inspiré l'idée de cette thèse insiste beaucoup sur l'étiologie et il y voit des indications thérapeutiques et prophylactiques intéressantes.

Etudiant l'urticaire chez les enfants, il s'exprime ainsi. « Les enfants sujets à ces éruptions ortiées récidivantes sont presque toujours des rachitiques ou d'anciens rachitiques qui ont conservé de la dyspepsie avec de la dilatation d'estomac, qui sont polyphagiques et polydipsiques. Ces enfants mangent trop, boivent trop, et mangent et boivent souvent des substances indigestes, irritantes qui ne conviennent pas à leur âge. C'est surtout l'abus des liquides qu'il faut incriminer ; dans la classe ouvrière on donne sans discernement à l'enfant de la bière, de l'eau, du vin, du café etc.

Ils ont souvent des terreurs nocturnes, accident habituel de la dyspepsie infantile ; ils sont ou demeurent nerveux irritables et les démangeaisons n'en sont que plus accusées. »

A la longue viennent s'ajouter aux papules d'urticaire des lésions de grattage, des papules de prurigo qui marquent le trait d'union entre ces formes d'urticaire et le lichen polymorphe dont nous parlerons tout à l'heure.

L'urticaire chronique des enfants se transforme ainsi très souvent en une maladie incurable que les anciens dermatologistes français nommaient *lichen agrius*, que Vidal appelle *Lichen multiforme ferox*, que Besnier avec la majorité des dermatologistes français appelle *prurigo de Hebra*, que M. le professeur Gaucher appelle *prurigo chronique*.

Les idées de M. le professeur Bouchard sur le ralentissement de la nutrition, sur les intoxications organiques sont autant de conceptions qui peuvent s'appliquer à la dermatologie et en particulier au prurigo.

Pour Besnier au prurit viennent s'ajouter des éruptions diverses, tantôt la papule de *Prurigo de Willan,* tantôt les éruptions lichénoïdes ou eczématoïdes, mais cette éruption n'est qu'un accident surajouté et accessoire ; elle est provoquée par le grattage et les excitations extérieures.

C'est le prurit initial qui nécessite l'existence d'adultérations sanguines directes ou indirectes.

Les prurigos ne sont que des toxidermies ou des autotoxidermies temporaires.

Avant lui, Bazin et Hardy, entrevoient la théorie de l'intoxication : « Il semble, dit Hardy, qu'il faille une disposition toute spéciale, un état particulier de l'organisme, une modification constitutionnelle ». A côté de la théorie de l'auto-intoxication d'origine intestinale, surtout défendue par M. Comby, puis par Besnier et MM. Robin et Leredde, on a voulu faire jouer un rôle à l'hérédité, à l'arthritisme, à la scrofule, à la tuberculose, à la syphilis.

Millon, dans sa thèse inspirée par le docteur Comby, ne leur attribue qu'un rôle effacé.

A notre avis, le vice de la nutrition ayant créé la dermatose, les troubles héréditaires n'interviennent que pour imprimer à cette dermatose sa morphologie caractéristique. Aux scrofuleux, les formes humides de l'eczéma ; aux arthritiques, les formes sèches et séborrhéiques ; aux névropathes, l'urticaire, le strophulus, le prurigo.

D'après M. Brocq, le prurigo, atteindrait plus fréquemment les garçons que les filles, et se rencontrerait surtout chez les nerveux et les lymphatiques.

On a relevé parfois l'hérédité et le caractère familial. Certains auteurs ont rencontré le prurigo dans la cholémie simple familiale, mais il paraît probable que le poison à mettre en cause dans ce cas est la bile en circulation dans le sang.

D'autres auteurs ont signalé également l'hérédité syphilitique ou tuberculeuse, mais il s'agit, dans ces cas, d'une coïncidence, le plus souvent, à notre avis. En 1896, Feulard, apportait à la Société de Dermatologie, une observation très intéressante, montrant la production d'un prurigo simple chez un enfant de 13 mois, mal alimenté, nourri avec de la viande, du vin et du café, et M. Barthélemy, intervenant dans la discussion déclarait : « Je persiste à penser que si ces dermatoses se produisent, c'est sous l'influence de la résorption des produits de fermentation gastro-intestinale. »

Le même auteur, au Congrès international de Londres, où l'on discutait la question du prurigo, s'exprimait en ces termes :

« Ce qu'il importe de faire remarquer, c'est que tous les cas, ou du moins un très grand nombre de cas, reconnaissent pour cause l'intoxication le plus souvent alimentaire»; l'hérédité neuro-arthritique ne constitue pour lui qu'une prédisposition.

Pour Besnier, il s'agit, au point de vue étiologique, de troubles complexes de la fonction d'assimilation, suralimentation, malnutrition, assimilation défectueuse, vicieuse, excessive ou insuffisante.

Le développement de la bactériologie a suscité un mouvement de réaction contre l'omnipotence des grands facteurs étiologiques, scrofule, herpétisme, arthritisme.

Avec M. Bouchard, les idées de diathèses, de dystrophies conditionnelles ont été rajeunies. Ses idées sur le ralentissement de la nutrition, sur les auto-intoxications ont trouvé leur application dans la sphère de la dermatologie.

Un grand nombre de dermatologistes ont vu ces idées d'un œil favorable.

M. le Pr Gaucher, dans son enseignement leur fait une part extrêmement grande.

D'après nos observations personnelles on doit accorder une part prépondérante aux troubles généraux de la nutrition qui se traduisent souvent à l'extérieur par l'obésité, le rachitisme, etc.

Il y a deux formes d'obésité chez l'enfant : l'obésité arthritique et l'obésité dyspeptique, cette dernière résulte d'un trouble permanent de la nutrition. Cette forme consiste en une surcharge graisseuse des téguments.

Le rachitisme coïncide souvent avec cette forme d'obésité.

Actuellement, il est universellement admis que le rachitisme, dont Parrot avait voulu faire l'apanage de la syphilis héréditaire, n'a rien à voir avec celle-ci et qu'il est dû à une alimentation vicieuse.

Les élaborations des sucs gastriques et intestinaux sont viciées dans leur principes par des fautes d'hygiène. Le résultat et la production dans ce laboratoire si compliqué de produits nouveaux qui, résorbés et mis en circulation dans le sang, vont influer sur le développement général du sujet.

Il est permis de penser que la même cause pouvant produire les mêmes effets, peut être invoquée dans l'étiologie du prurigo infantile.

Ceci nous amène à parler des fautes d'hygiène si fréquentes dans l'alimentation des enfants.

Il y a lieu d'établir une distinction entre la première enfance, alors que l'enfant est élevé au sein ou au biberon et la seconde enfance, au cours de laquelle il s'habitue peu à peu à l'alimentation des adultes.

Entre les deux se trouve une période intermédiaire où l'enfant n'est pas encore sevré, mais est en voie de l'être. Cette période est la plus délicate à cause de l'ignorance des parents.

Nous ne nous étendrons pas sur les causes de ces vices d'alimentation, le plus souvent ils ont pour cause l'ignorance.

La *suralimentation* est l'un de ses modes les plus fréquents. On gave les enfants, on les gorge de nourriture variée et inappropriée dans le but de les fortifier, on les comble de substances, farines lactées, phosphatines etc., où le charlatanisme entre pour une grande part.

L'alimentation chez un enfant peut varier suivant trois modes : par excès, défaut, ou perversion.

L'alimentation en excès, la suralimentation est excessivement fréquente, chez les enfants des pauvres comme chez les enfants des riches.

Pour les nourrissons il est rare que les jeunes mères sachent régler l'alimentation de leur enfant.

Les nourrissons suralimentés sont élevés du sein pour la plupart et la nourrice plantureuse donne sans compter.

Dès 6 mois, on donne à l'enfant un large supplément.

« L'organisme ne peut pas dans l'unité de temps faire passer par toutes les phases de la métamorphose physiologique une quantité de matériaux notablement supérieure à la ration normale et livrera aux émonctoires les produits incomplets d'une élaboration imparfaite ». M. Bouchard.

Chez les enfants nourris au sein les phénomènes pathologiques qui découlent de cette disproportion entre la demande et les moyens sont la diarrhée, ou bien la constipation habituelle.

Il n'est pas rare de voir ces enfants accuser malgré tout un état de santé florissant, cependant on découvre quelque fois chez eux des traces de rachitisme.

Mais avec l'allaitement au sein il n'y a que peu de chose à craindre.

Il en va tout autrement quand le sevrage a été effectué. Alors l'alimentation pèche par deux points, il y a suralimentation et alimentation vicieuse.

Aussi le tableau symptomatique est-il tout différent. On se trouve en présence d'enfants débiles, en puissance de troubles gastro-intestinaux remarquables par leur tendance à la chronicité. On constate la présence d'une diarrhée chronique souvent verte. Le ventre est gros, dilaté, tympanique. Le trouble de l'alimentation existe par excès, il existe aussi par défaut.

La sous-alimentation peut se produire chez les enfants élevés au sein quand le lait de la mère a des qualités nutritives insuffisantes, ce qui est rare, ou quand le sevrage est commencé trop tard, l'enfant ne trouvant plus dans le lait de sa mère un aliment suffisant à son complet développement.

La première *perversion alimentaire* c'est l'allaitement artificiel. L'estomac du nouveau-né est fait pour digérer le lait de sa mère et non un autre. Il y a de grandes différences entre la composition du lait de vache, et celle du lait de femme.

De plus on donne le lait de vache en quantité le plus souvent exagérée.

Les tétées ne sont pas réglées. On fait boire l'enfant quand il crie pour le faire taire. Si on ajoute que cette alimentation, déjà si défectueuse, est contenue dans des vases malpropres, de cette façon de faire déplorable vont résulter les troubles gastro-intestinaux aigus ou chroniques.

Aigus : diarrhée infantile, diarrhée verte, etc., menaçant les jours de l'enfant.

Chroniques : ils vont être le prélude de la *dysepsie.* — Dans le milieu pauvre c'est généralement par perversion que pèche l'alimentation. Là, toutefois nous devons faire remarquer que cette sous-alimentation est assez rare et que c'est le plus souvent par excès que pèche le régime.

Dans les deux cas s'installe la dyspepsie plus fréquente dans le second cas. Elle débute par une anorexie plus ou moins complète avec goût fantaisiste pour certains mets. On voit ainsi des enfants ne se nourrir que de café, ou de café au lait, puis surviennent des troubles fonctionnels, vomissements, diarrhée, ou constipation rebelle avec selles blanches, vertes, ou brunâtres.

Le météorisme abdominal manque rarement. L'état général est mauvais. Il y a de la pâleur des téguments, de la bouffisure ou de l'amaigrissement, quelquefois du rachitisme. L'on examine l'enfant, on constate le plus sonvent de la dilatation d'estomac par le clapotage stomacal atteignant l'ombilic avec bruit hydroaerique à la percussion.

Le foie est en général gros, il déborde les fausses côtes de 2, 3, 4, 5 travers de doigt avec de grandes variations journalières. Un symptôme fonctionnel assez marqué s'ajoute souvent à tous ceux que nous avons décrits à savoir : la polydipsie qui occasionne un nervosisme très marqué.

En somme, s'établit une morbidité et une susceptibilité spéciale du tube digestif.

Le plus fréquemment il s'agit d'enfants nourris au sein et sevrés tard ou de bonne heure, ou d'enfants nourris au biberon et auxquels, au moment du sevrage, on donne sans aucune précaution la nourriture des adultes. Ils mangent de tout, disent les mères.

C'est contre ces fautes d'hygiène que les médecins d'enfants ont le plus à lutter dans leur pratique journalière.

Dès que l'alimentation est viciée on peut dire que la nutrition se ralentit. Les enfants soumis à de tels régimes sont des bradytrophiques et la conséquence de cet état va être un retentissement sur leurs divers systèmes anatomiques et sur leurs diverses fonctions.

Le plus souvent cette dystrophie atteint tous les systèmes de l'économie ; l'enfant est pâle, maigre ou petit (avant trois ans on voit souvent des enfants très gros et de très bonne apparence). Ses muscles manquent de vigueur, ses muqueuses sont décolorées, en particulier celles des voies digestives sont très atteintes.

Le système cutané participe à la dystrophie générale et parmi les lésions les plus fréquemment observées on doit citer le prurigo qui, avec l'eczéma, est la plus commune des dermatoses infantiles.

La dyspepsie joue ainsi un rôle considérable dans la genèse d'un grand nombre de dermatoses. Ce rôle a été soupçonné depuis longtemps. Le nombre des dyspeptiques atteints de troubles fonctionnels de la peau et de diverses dermatoses est considérable; la fréquence de l'acné, de la furonculose, de l'urticaire chez ces malades est un fait déjà démontré.

Pour Besnier le prurigo paraît être l'antécédent nécessaire de l'eczéma par l'œdème cutané qu'il provoque, par le prurit qui l'accompagne et nécessite le grattage, enfin par les troubles de secrétions cutanées qui l'accompagnent.

MM. Robin et Leredde (Bulletin de l'Académie de Médecine 1899) ayant entrepris d'étudier systématiquement, chez les individus atteints de telle ou telle affection cutanée, l'état du tube digestif au point de vue clinique et le chimisme stomacal ont donné de leurs recherches les résultats suivants :

1° Dans certaines affections cutanées il existe des altérations constantes du chimisme stomacal.

Dans le prurigo qui a été l'objet principal de leurs recherches, ils ont analysé le contenu de l'estomac avec repas d'épreuve chez 130 prurigineux recueillis à la consultation de l'hôpital Saint-Louis.

Sous le nom de prurigo ils classent les faits suivants :

1° Le prurigo de Hebra.

2° Le prurigo diathésique de Besnier.

3° Le prurigo bénin de l'enfant et de l'adulte.

4° Le lichen simplex aigu.

5° L'eczéma chez les malades présentant du prurit cutané persistant entre les attaques eczématiformes et des séro-papules associées à l'eczéma.

Chez plusieurs de ces malades ils n'ont constaté aucun trouble dyspeptique, pas même de constipation.

Chez le plus grand nombre ils ont trouvé des symptômes gastriques et intestinaux ; c'est cette catégorie de malades qu'ils ont étudiés.

Ils avaient tous des altérations du chimisme stomacal.

Les uns étaient hypersténiques, les autres hyposténiques.

Le plus grand nombre n'avait que des modifications de la chlorhydrie pysiologique.

Mais chez tous existaient des fermentations gastriques.

Ils ont trouvé l'acide lactique a des doses variant de 1 à 2 grammes par litre, c'est à dire très supérieure à la dose normale d'acide lactique qu'on peut retirer d'un estomac par le repas d'épreuve.

L'acide butyrique existait chez 28 malades sur 30 ; or ils font remarquer que cet acide ne se rencontre jamais ou presque jamais dans les digestions physiologiques.

Cliniquement il s'agissait presque toujours de dyspepsies par fermentation, et disent-ils, c'est peut être cette particularité qui fait que la dyspepsie des prurigineux est si souvent latente, car cette sorte de dyspepsie exige, pour être marquée, que les acides organiques formés atteignent un certain taux.

MM. Robin et Leredde, ont constaté les mêmes altérations dans le lichen circonscrit de Brocq, dans le lichen aigu, et surtout dans les eczémas récidivants très prurigineux.

Cette association de l'eczéma avec le prurigo est assez fréquente, et on relève la même origine dyspeptique gastro-intestinale.

Il s'agit d'enfants mal nourris, chez lesquels l'existence de fermentations gastriques et intestinales se traduit par des vomissements après la tétée, de la constipation, un ventre gros disproportionné avec le reste du corps, gros ventre flasque ou gros ventre tympanique. Dans ces cas, on peut arriver à un résultat thérapeutique en instituant un régime alimentaire strict.

Ces eczémas sont très prurigineux, il faut emmailloter l'enfant pour empêcher les grattages, et cela fait penser immédiatement à une relation avec le prurigo ; d'autre part, une étiologie commune et la similitude de l'étiologie et de la pathogénie confirment et rendent vraisemblable cette hypothèse.

Ces enfants présentant de l'eczéma prurigineux sont comme souvent les prurigineux simples de gros enfants bouffis, auxquels on donne plus que leur âge jusque vers 3 ans. A partir de

3 ans et d'après ce que nous avons remarqué à la consultation de l'hôpital Saint-Louis, on ne voit plus guère de ces gros enfants ayant trop profité, mais plutôt des prurigineux petits et maigres.

Ce sont comme dans le prurigo non associé des bradytrophiques, on trouve tous les intermédiaires entre l'eczéma des nourrissons, et le prurigo simple ou le prurigo de Hebra, prurigo chronique. On trouve aussi des papules de prurigo, en dehors des régions occupées par l'eczéma, et d'après certains auteurs les prurigos bénins sont associés le plus souvent à l'oczéma de l'enfant. Cette association existe, d'après ce que nous venons de dire, mais elle reste à l'état d'exception.

D'autre part, on sait que dans l'école de Vienne, au cours du prurigo de Hebra, seul admis dans cette école, l'eczématisation est la règle, évolue parallèlement au prurit, et aux papules et disparaît en même temps qu'eux.

Mais à notre avis les formes simples de prurigo, admises dans l'école française, le strophulus simplex, le strophulus prurigineux de Hardy, le prurigo simple sont le plus souvent non associées à l'eczéma.

D'ailleurs, dans ces cas, l'eczéma peut-être considéré comme une complication et c'est ici le lieu de parler de complications du prurigo ; on rencontre comme complication du prurigo toutes les infections cutanées dues au grattage impétigo, ecthyma, furoncles, etc. Mais il faut reconnaître que ces lésions sont assez rares et que la peau des prurigineux semble jouir d'une immunité spéciale ce qui tient probablement à la superficialité des lésions.

Au point de vue pratique la déduction qu'il y a à tirer de ces faits est la même chez l'enfant que chez l'adulte. Chez l'enfant comme chez l'adulte des lésions gastriques engendrent par l'intermédiaire de lésions sanguines des lésions cutanées, des lésions de prurigo et le prurit. La même étiologie et la même pathogénie sont retrouvées dans le strophulus et dans l'urticaire.

D'après MM. Robin et Leredde on peut faire les hypothèses suivantes pour expliquer la manière dont la dyspepsie agit pour provoquer la lésion cutanée.

1° Altération du milieu sanguin ;

2° Troubles du système nerveux ;

3° Irritation directe de la peau par l'élimination des produits de secrétion. Ce ne sont là que les principales et les plus probables des causes qu'on peut invoquer. Ces auteurs notent les modifieations suivantes des échanges organiques.

Sauf en ce qui concerne l'acide urique, il y a une légère diminution dans le taux des éléments de l'urine. Mais cette diminution est minime et n'est pas particulière aux dyspepsies compliquées de dermatoses.

Le coefficient d'oxydation azotée est presque toujours un peu abaissé, en moyenne 80, 8 0/0.

Le coefficient de déminéralisation est un peu plus élevé 34, 4 0/0.

Le rapport de Cl à l'azote total = 65 0/0. En résumé on observe dans le prurigo d'origine dyspeptique :

1° Une diminution minime de la nutrition organique coïncidant avec une augmentation relative de la nutrition inorganique ;

2° Un certain abaissement des oxydations azotées.

3° La mise en œuvre d'une trop grande quantités de matières minérales pour la quantité d'azote mobilisée.

4° Une diminution dans l'activité des échanges nerveux;

5° Une élévation dans le rapport de Cl. à l'azote total.

Altérations du milieu sanguin. — Ils ont noté, avec différents auteurs, diverses altérations du milieu sanguin. La présence fréquente, sinon constante de l'éosinophilie dans les prurigos. Cette éosinophilie s'élevant à 8 ou 9 0/0 et pouvant atteindre 10, 15, 17 0/0, le chiffre normal des éosinophiles en circulation dans le sang étant de 1 à 2 0/0.

De même, on a noté que la poussée urticarienne s'accompagne de leucocytose et lorsqu'elle disparaît on peut observer l'éosinophilie.

Il résulte de ces faits qu'il existe fréquemment des lésions sanguines au cours du prurigo et de l'urticaire.

Il est donc logique d'admettre, dit M. Robin, que les acides ou les diastases engendrés dans l'estomac agissent sur le milieu sanguin et par son intermédiaire sur la peau.

Troubles du système nerveux. — Besnier pense qu'il n'existe probablement aucun prurit qui puisse être rapporté à un trouble immatériel de l'innervation, à une névrose pure, pour lui tout porte à croire qu'il s'agit d'irritation toxique, irritation qui varie suivant la susceptibilité nerveuse des malades, les acides de fermentation, en s'éliminant directement par la peau irritant les filets sensitifs.

Une action directe sur les centres nerveux se répercutant par la voie centrifuge du côté de la peau est peu probable.

Elimination directe par la peau. — 1° Chez les prurigineux eczémateux, la sueur a une acidité presque double de la normale, dans un cas cette acidité s'est élevée à 2 gr. 25 et à 3 gr. 75 p. 100.

2° Chez les prurigineux la sudation provoquée par l'infusion de Jaborandi donne une sueur aussi acide à la fin de l'expérience qu'au commencement, alors que l'acidité devrait s'atténuer de plus en plus.

3° Dans ces mêmes recherches l'acide lactique a été constaté dans la sueur de deux malades chez qui les fermentations gastriques étaient prononcées.

On doit donc songer comme pathogénie la plus probable à l'irritation cutanée des filets sensitifs par les produits des fermentations gastriques en circulation dans le sang.

Donc il y a un rapport très facile à expliquer entre les prurigos et les dyspepsies de fermentation, surtout la forme butyrique : il existe des lésions sanguines, le sang jouant le rôle d'intermédiaire, il s'élimine des acides par la sueur.

Tous ces faits justifient le nom de toxidermies donné à ces dermatoses.

Il suit de ces conclusions des indications thérapeutiques et curatives importantes dont nous parlerons plus loin.

Mais avant d'aborder ce chapitre nous devons dire quelques mots des affections avec lesquels on peut confondre le prurigo.

DIAGNOSTIC

Nous signalerons d'abord, pour les éliminer, les éruptions médicamenteuses, les moins fréquentes des affections qui peuvent prêter à confusion avec le prurigo.

L'opium et la morphine ont donné dans quelques cas soit du prurit sans lésions cutanées, soit du prurit avec des lésions cutanées, simulant le prurigo et qui sont disparues par la cessation du médicament.

Ces éruptions sont apparues plus particulièrement chez les névropathes. On peut en rapprocher les nodules indurés qui font souvent suite aux injections de morphine chez les nerveux également et qui sont de nature urticarienne.

On fera donc une enquête commémorative pour savoir si le malade a absorbé des médicaments antérieurement à son éruption (*opium, cocaïne, thé, café, alcool, belladone...*)

Des phénomènes de prurigo intense et persistant ont été observés par Besnier après l'administration du bromure de potassium.

Nous signalerons de même les éruptions consécutives à l'ingestion de substances alimentaires (*fraises*, *framboises*, *choux*, *gibier*, *crustacés*, *moules*, *langoustes*, *écrevisses*, *poissons*, *harengs*, *sardines*, *maquereaux*), qui ont provoqué comme cela n'est pas rare, de l'urticaire, mais urticaire qui a été suivie de prurigo.

A côté de ces cas qui se présentent assez rarement dans la pratique, il faut placer le groupe beaucoup plus important *prurigos de cause externe*. Avant d'indiquer les affections avec lesquelles on peut confondre le prurigo nous rappellerons les caractères de celui-ci que nous avons indiqués plus haut. Le prurigo dans sa forme la plus complexe a été précédé par des poussées successives d'urticaire, ce qui implique une assez longue durée d'existence. Constitué, il se présente sous forme de petites papules qui sont l'élément caractéristique. — Ces papules sont roses ou pâles, peu surelevées. La plupart ont subi leur évolution et sont recouvertes par une croûtelette sanguine. Quelques papules seulement sont à l'état naissant. — Les macules et les cicatrices sont la signature de lésions antérieures ; on peut voir des excoriations en coup d'ongle.

Les lésions sont symétriques ou plutôt prédominent en des régions symétriques — *les faces d'extension des membres sont les plus atteintes*, il y a peu de lésions aux faces de flexion, mais il y en a.

Le visage est rarement atteint.

Les mains et et les pieds sont peu touchés

Plus tard on voit s'ajouter des infections secondaires produites par le grattage. *Eczématisation*, *impétigo*, *pyodermites*, *lymphangite*, *echtyma*, *furoncles etc*.

Le grattage engendre de plus *la lichénification*.

Donc les éléments de diagnostic sont : la durée d'évolution, la papule type de prurigo, qui est spéciale au prurigo (les papules de la phtiriase et de la gale étant rares et différentes commé aspect), la localisation aux faces d'extension, le minimum de lésions aux mains et aux pieds.

La phtiriase se distinguera pas la présence des poux dans les vêtements et par la localisation des lésions de grattage à la nuque et à la ceinture, d'autre part on ne trouvera pas de papules typiques de prurigo, et l'on remarquera des raghades beaucoup plus longues.

Certains parasites accidentels de l'homme ont occasionné des lésions simulant le prurigo d'origine dyspeptique. C'est ainsi que le *Rouget d'automne* (Aouti), dans certaines parties de la France, où il est très abondant occasionne surtout chez les personnes à peau délicate, (femmes, enfants), de véritables épidémies de prurigo.

Là encore on remarque que les lésions sont surtout prédominantes à la ceinture et que ces lésions ne siègent pas surtout à la face d'extension des membres, mais plutôt à la face de flexion. A signaler encore les lésions produites par les chenilles processionnaires.

Dans ces deux cas, les renseignements recueillis permettront d'attribuer l'éruption à sa véritable cause.

Le diagnostic le plus difficile quelquefois est celui qu'il faut établir avec la *gale*. Il est des cas où ce diagnostic est impossible quand on n'a pu trouver de sillon ni rencontrer d'acare. On se trouve alors en présence d'une gale atypique.

Il arrive ainsi qu'après avoir considéré un petit malade comme atteint de prurigo, on rectifie par la suite ce diagnostic parce qu'un examen ultérieur plus heureux a permis de constater les signes pathognomoniques de la gale, et réciproquement il se présente qu'on ait posé le diagnostic gale, chez un enfant atteint de prurigo à localisation atypique et à cause des infections secondaires.

La gale affecte des lieux de prédilection chez l'enfant. On trouvera les lésions les plus accentuées, quelques fois les seules, et alors le diagnostic est facile, au niveau des aisselles à la face antérieure des poignets, entre les doigts des pieds et des mains, aux pieds où les vésicules et sillons prédominent chez l'enfant, sur le prépuce chez les garçons. Il est de plus très rare de trouver des localisations faciales.

Dans toutes ces parties, on cherchera le sillon caractéristique, avec l'acare ou à son défaut la vésicule type qui servait à poser le diagnostic, alors que le sillon n'était pas encore connu.

En particulier, on soupçonnera immédiatement la gale, quand on se trouvera en présence de pustules infectées aux pieds (*gale infectée*) qui ne se voient pas dans le prurigo.

On se rappelera que le prurigo affecte une prédominance particulière pour la face d'extension des membres.

Les lésions de l'urticaire ne peuvent être confondues avec les papules de prurigo, mais on se souviendra que chez l'enfant les deux affections sont souvent associées ou peuvent se succéder, ainsi que l'a montré M. le Dr Comby.

Il conviendra également de reconnaître l'existence du *prurigo* dans les cas où il est révélé *par l'eczéma*.

Lorsque celui-ci est de date déjà longue, et lorsqu'il tend à se lichénifier, lorsqu'il est très prurigineux on devra supposer un prurigo. Sur ce sujet les diagnostics varieront : l'un appelera *eczéma chronique*, ce que l'autre appelera *prurigo avec eczématisation*.

La dermatose de Duhring au début peut simuler le prurigo, l'évolution ultérieure fera rapidement poser le diagnostic.

L'érythème polymorphe simple, les papules du lichen seront facilement reconnues.

TRAITEMENT.

Nous n'avons pas l'intention d'exposer tout au long, le traitement du prurigo, dans ses diverses formes, ni de mentionner et discuter les nombreuses médications préconisées, elles sont innombrables et c'est une preuve qu'il n'en existe pas de spécifique.

Toutefois, il en est qui ont fait leur preuve, nous en dirons quelques mots et nous tirerons des données étiologiques des indications thérapeutiques, qui doivent venir puissamment en aide aux médications empiriques.

Puisque le prurigo et ses différentes modalités, sont le résultat d'erreurs dans l'hygiène alimentaire, le traitement prophylactique consistera à surveiller de près le régime des enfants, à régler les tétées, quand ils sont nourris au sein, de façon qu'ils ne prennent ni trop souvent, ni trop à la fois et il conviendra de redoubler de précaution au moment des poussées dentaires qui, sans être la cause directe de divers troubles de la santé de l'enfant, comme l'a montré le docteur

Comby, en particulier de *l'urticaire*, du *strophulus*, du *prurigo simple* plus rare à cet âge; n'en sont pas moins une *cause d'appel* par les troubles digestifs qu'ils provoquent.

En ce qui concerne les enfants nourris au biberon, on prendra les mêmes mesures pour la quantité et la fréquence des prises de lait. Mais un autre facteur intervient dans ce cas, c'est la qualité de l'aliment. On aura soin de faire prendre du lait pur, propre et bouilli ou stérilisé, toutes choses qui sont, il faut en convenir, assez difficiles à obtenir des parents.

Au moment du sevrage, les enfants sont exposés à des troubles gastro-intestinaux graves, si un soin rigoureux n'est apporté à leur alimentation.

L'époque de l'année à laquelle on peut sevrer l'enfant, n'est pas quelconque, et c'est un point sur lequel insistent les médecins d'enfant et les accoucheurs, en particulier M. le Pr Pinard. Le printemps est une très mauvaise période, car les troubles gastro-intestinaux possibles pendant le sevrage, deviennent graves pendant l'été. On ajoutera peu à peu au régime lacté des bouillies, des panades, des œufs, des purées de légume, mais on ne permettra pas la viande, ni le vin, que les parents ont toujours grande envie de donner à leurs enfants pour leur donner des forces, disent-ils.

Plus tard, quand l'enfant mange à la table de ses parents, il faudra interdire les crudités, les salades, le vin pur, le café, les liqueurs, etc. Mais à toutes ces périodes, c'est contre la suralimentation qu'on aura surtout à lutter ainsi que nous l'avons exposé dans le cours de cette étude, c'est là, avec l'alimentation vicieuse, la plus grande cause d'un grand nombre de désordres dans la vie de l'enfant, en particulier des dermatoses, eczéma et prurigos.

Contre la dyspepsie établie et les troubles gastro-intestinaux constitués, on pourra lutter avec succès souvent, mais non toujours, par le régime et par les désinfectants intestinaux et les eupeptiques, *benzonaphtol*, *calomel*, *magnésie calcinée, bicarbonate de soude*, *poudre de charbon*, *poudre de noir vomique*, quand l'appétit est aboli.

En somme, dans ce cas comme dans beaucoup d'autres, il est plus facile de prévenir que de guérir, et il y a des dyspepsies infantiles avec dilatation de l'estomac et de tout l'intestin qui est extrêmement allongé, qui sont très tenaces précisément à cause de cette dilatation et de cet allongement auxquels il est difficile de remédier.

L'acide lactique a été préconisé dans la dyspepsie infantile, et a donné de bons résultats à certains expérimentateurs. M. le Pr agrégé Méry, a expérimenté le phosphate de chaux. On aura à lutter souvent chez les enfants livrés à leur propre volonté, contre l'abus des boissons qui peut atteindre de grandes proportions, il faudra ordonner chez les petits dyspeptiques polydipsiques qui vont à l'école, la suppression des boissons dites rafraichissantes, coco, calabre etc., qui sont bien connues du monde enfantin et dans la composition desquels il entre souvent des substances nuisibles. Ce point sera difficile à obtenir, à cause du manque de surveillance, mais c'est un petit détail de pratique avec lequel on se trouvera souvent aux prises.

L'arsenal thérapeutique est surtout riche en médicaments externes contre les prurigo, c'est ainsi qu'on a tour à tour conseillé :

Le glycérolé tartrique à 1 p. 10.

La pommade à l'oxyde de zinc à 1 p. 10.

Les lotions vinaigrées.

Les lotions chloralées.

La pommade au goudron à 1 p. 10 etc.

Mais trois procédés surtout donnent de bons résultats contre les lésions existantes, sans empêcher toutefois les récidives puisqu'on voit de nouvelles poussées de papules prurigineuses au cours du traitement.

En premier lieu, l'enveloppement dans la préparation qu'on a dénommée colle et dont Unna a donné un des premiers la formule ; cette colle est une dissolution de *gélatine, de glycérine de grénétine* dans l'eau chaude. Liquide à chaud, ce produit en se refroidissant, se prend en une masse qui adhère aux téguments : on peut y incorporer des médicaments antiprurigineux. Pour l'appliquer, on en badigeonne à chaud la surface du corps du petit malade et l'on applique immédiatement de minces couches d'ouate. De cette façon, le médicament en se refroidissant emprisonne les fils de coton, et l'enfant se trouve enfermé dans un maillot très serré et suffisamment élastique qui empêche les grattages et remplit ainsi une des principales indications.

Pour enlever ce topique il suffit de passer de l'eau chaude sur les parties recouvertes.

Le deuxième procédé qui donne très souvent des résultats rapides est celui qui consiste à enduire tout le corps de l'enfant d'huile de foie de morue ; en quelques jours les démangeaisons sont calmées, l'agitation disparaît, le sommeil revient et les lésions locales s'amendent. Mais soit défaut de régime, soit réveil de la cause qui a engendré le prurigo, crise de fermentation gastro-intestinale, on voit, et nous en avons vu des exemples frappants à la consultation de l'hôpital

Saint-Louis, on voit réapparaître en cours de traitement des papules de prurigo alors que tout semblait marcher à souhait. Quoiqu'il en soit, si en même temps on peut soigner et guérir la dyspepsie et les fermentations intestinales on n'aura le plus souvent qu'à se louer d'avoir choisi ce genre de médication. Mais il a l'inconvénient de l'odeur désagréable de l'huile de foie de morue et peut être remplacé, surtout en ville par le liniment aléo-calcaire, mélange à parties égales d'huile d'amandes douces et d'eau de chaux. Notre maître, M. Comby a souvent employé avec succès ce procédé.

La troisième manière de traiter les prurigos consiste à appliquer sur les lésions différentes pommades, parmi lesquelles trois principales sont à citer.

1° La pommade à l'huile de cade à 1, 2, 3 pour 30 de vaseline blonde.

2° La pommade au Baume du Péron a 1 ou 2 pour 10 de vaseline blonde ou de glyceré d'amidon.

3° Le glycérole tartrique à 1 pour 20.

En ce qui concerne la pommade à l'huile de cade on se trouvera bien d'employer suivant la recommandation de M. le professeur Gaucher, l'huile de cade pure du genevrier (marque « Feder »).

M. Comby dans sa pratique emploie aussi avec succès la pommade au Baume du Pérou qui agit probablement par l'acide benzoïque qu'il contient. On doit en rapprocher une préparation plus complexe inscrite au codex : le Baume du commandeur que préconise M. le Dr Robin.

Le Baume du Pérou présente cet avantage qu'il est efficace dans le traitement de la gale ce qui n'est pas à dédaigner en cas d'erreur de diagnostic possible et quelquefois difficile à éviter ainsi que nous l'avons indiqué plus haut.

La pommade au goudron 1 pour 10 est surtout employée pour calmer les démangeaisons intolérables qui aggravent les lésions primitives.

Nous terminerons ce chapitre du traitement en faisant remarquer qu'il y a trois indications principales à remplir.

1° *Régler le régime alimentaire.*

2° *Soigner la dyspepsie et les fermentations intestinales.*

3° *Calmer l'irritation cutanée et du même coup soigner le prurigo, ramener le repos et le sommeil.*

OBSERVATIONS

Observation I (empruntée à M. Comby).

(*Gazette des Hôpitaux*)

Urticaire à répétition chez un enfant dyspeptique.

Louise G..., 23 mois, nourrie au sein par sa mère jusqu'à 16 mois, — aucune manifestation cutanée pendant l'allaitemant maternel.

Depuis son sevrage et aussitôt après, on a mis cet enfant à un régime azoté excessif. — Bouillon, viande, bœuf bouilli, bifstecks; son appétit est d'ailleurs très irrégulier — tantôt excessif, tantôt presque nul — elle boit de l'eau rougie aux repas et aussi dans leur intervalle et en sortant de table elle boit une petite goutte de vin pur.

Transpiration profuse la nuit.

Constipation habituelle, renvois.

Un peu de gastralgie.

Pas de dilatation de l'estomac.

Le foie déborde de 3 centimètres le rebord costal.

Cette enfant a déjà eu, a plusieurs reprises, des poussées d'urticaire généralisée.

Traitement habituel.

Observation II (empruntée à M. le Dᵒ Comby)
Gazette des Hôpitaux.

Erythèmes fugaces et strophulus chez enfant constipé et nourri d'une façon irrégulière.

Georges G..., 3 mois. Enfant de bonne apparence, élevé avec des apparences de soins, nourri au sein par sa mère, mais celle-ci à 40 ans passés.

De plus, son alimentation est mal réglée. Il prend le sein d'une manière irrégulière, quand il pleure. De plus, il a de la tendance à la constipation. Depuis son enfance (sa naissance), cet enfant est sujet à des poussées de rougeurs diffuses, durant 3 ou 4 jours avec des petits éléments de strophulus.

En ce moment, plaques rouges diffuses, à la région temporale et éléments de strophulus tres nets à la joue gauche, Quelques éléments de même nature aux jambes.

Observation III (empruntée à M. le Dr Comby).

Gazette des Hôpitaux. Communiquée par le Dr Legendre, médecin des Hôpitaux.

Strophulus, eczéma, urticaire, chez une petite fille arthritique sujette à la constipation.

Une fillette de 5 ans, fille de mère obèse et de père graveleux arthritique et névropathe. Suivie depuis la naissance par M. Legendre, a présenté successivement dans les deux premières années de sa vie, des poussées intenses de strophulus généralisé alternant avec des placards d'eczéma de la face.

Depuis plusieurs mois elle est atteinte d'un urticaire rebelle. Chez cette enfant la constipation est très tenace. Les urines sont habituellement riches en sédiments uratiques.

Lorsque l'enfant est à la campagne depuis quelque temps, prenant plus d'exercice, ses manifestations cutanées ne tardent pas à disparaître en même temps que les urines redeviennent claires.

Nota. — En présence de cette observation, la question se pose de savoir si la diathèse héréditaire a déterminé cette dystrophie aboutissant à la richesse des urines en principes uratiques et aux manifestations cutanées. Nous ferons remarquer que cette enfant est une constipée. Ce trouble fonctionnel suffit quelquefois à déterminer chez d'autres enfants des poussées d'urticaire.

Nous croyons que si cet état de paresse des organes intestinaux n'existait pas, cette enfant, malgré ses antécédents, aurait la peau indemne de toute manifestation morbide.

(Note de M. le Dr Comby).

Observation IV

Empruntée à M. le Dr Comby.

Strophulus chez enfant mal nourri. — Atonie gastro-intestinale.

Mai 1893. Louise B..., trois ans.

Enfant nourri au sein, sevré à un an.

Depuis, mange une nourriture de grande personne : bœuf bouilli, porc, choux, haricots, vins, quelquefois vin pur, café noir, etc. Aussi est-ce un enfant petit, aux chairs molles et flasques, dont l'abdomen est très développé, dont le foie déborde de un travers de doigt; qui a du clapotage gastrique à l'ombilic. Il porte du strophulus disséminé sur tout le corps, surtout aux membres supérieurs depuis une quinzaine de jours.

Comme traitement on se borne à améliorer son régime. Guérison.

Observation V

Empruntée à M. le Dr Comby.

Prurigo généralisé de Hébra. — Chez un enfant chétif, mal nourri, porteur d'une dilatation d'estomac.

Pierre S..., 10 ans, se présente le 28 avril 1893 au dispensaire. Il porte sur toute l'étendue du corps des lésions confluentes de prurigo chronique avec état lichénoïde de la peau, plaques eczématiformes, lésions de grattage, fissures des poignets et des doigts. Cette dermatose date de 3 ans, elle occasionne des démangeaisons terribles.

Pierre S... est un enfant chétif, petit, très blond, très maigre. Il a été nourri au sein pendant 13 mois et a marché à 1 an. Mais, depuis son sevrage, il a toujours été maigre et mal portant. Elevé dans un milieu des plus misérables, il a toujours été nourri d'une façon grossière. Maintenant, il a fort peu d'appétit et il s'alimente presque exclusivement avec du café noir et du café au lait.

C'est de plus un grand buveur. Il est nerveux, se réveille brusquement la nuit, la constipation est habituelle. L'exploration de la région stomacale donne un clapotage s'étendant jusqu'à l'ombilic.

Son foie est gros, il déborde les fausses côtes de 3 centimètres.

Les parents sont assez bien portants.

L'enfant a quatre frères et sœurs qui couchent avec lui, sont chétifs aussi, mais de même que les parents, ne présentent aucune lésion cutanée.

Traitement. Amélioration du régime alimentaire. Sirop d'iodure de fer, frictions d'huile de foie de morue.

5 *mai.* — L'éruption cutanée a été améliorée par les frictions, mais le régime reste défectueux. L'abdomen est ballonné, le foie est gros et déborde de 6 centimètres le rebord costal.

15 *novembre.* — Sur nos instances, on a surveillé pendant longtemps l'hygiène alimentaire de l'enfant. On a continué les frictions, on lui a donné de l'huile de foie de morue à l'intérieur. Aussi l'appétit est-il bien meilleur. Le petit malade n'a plus de répulsion pour la viande et les aliments solides.

Il en mange raisonnablement, mais il est resté grand buveur.

Conséquemment l'estomac est toujours grandement dilaté et les terreurs nocturnes continuent.

Mais l'abdomen n'est plus météorisé, la constipation a disparu, les selles sont normales.

Le foie est revenu à ses limites normales, quant à sa dermatose, nous pouvons constater qu'elle s'est notablement améliorée.

Le prurigo s'est restreint et ne présente plus guère de plaques confluentes qu'aux avant-bras, aux genoux et à la racine du cou. Sur le reste du corps, qui était autrefois couvert d'éléments variés, la peau est nette et souple.

Seules se voient de petites cicatrices blanchâtres, indice de lésions guéries.

Observation VI (Personnelle).

Consultation des Enfants malades. Service de M. le Dr Comby.

Lucie V..., enfant de 5 ans.

Rien à noter du côté des antécédents héréditaires. Personnellement, cette enfant a été élevée au biberon, elle a présenté, vers six mois, dit sa mère, une attaque de cholérine qui aurait duré trois semaines. Elle a été nouée, dit sa mère, mais, actuellement, on ne constate pas de traces de rachitisme.

Elle a eu sa première dent à huit mois et a marché à 15 mois.

A partir de l'âge de 10 mois, on a commencé à lui donner à manger des bouillies, des panades, de la farine lactée et, peu à peu, elle s'est mise au régime de ses parents, c'est-à-dire que vers l'âge de deux ans, elle buvait du vin, du café, du thé et mangeait de tout. Aussi, depuis cette époque, est-elle atteinte d'une constipation opiniâtre, avec quelquefois des débâcles durant un ou deux jours.

A l'examen, le ventre est ballonné, tympanique, le foie déborde les fausses côtes de deux travers de doigts. On perçoit un peu au-dessus de l'ombilic du clapotage gastrique.

Cette enfant a la peau jaune et flasque ; elle est assez maigre, mais étant plus jeune, elle était très grosse, dit sa mère.

Sur la peau de l'abdomen et du dos, sur les bras et les jambes, surtout à la face externe, on constate une éruption disséminée de différents éléments; les éléments croûteux dominent, constitués par des papules sur lesquelles s'est déposée une légère croûtelle sanguine.

Les traces de grattages sont nombreuses, car l'affection étant prurigineuse l'enfant se gratte continuellement et se frotte contre ses habits.

On voit donc des excoriations.

Les lésions anciennes ont laissé des macules et des cicatrices blanchâtres, — l'aspect général de la peau est pigmenté.

Il y a peu de lésions à la face.

Traitement : Badigeonnage à l'huile de foie de morue.

12 octobre. — L'enfant revient à la consultation, l'éruption prurigineuse est améliorée mais on voit apparaître des papules typiques de prurigo en différents points du corps, on conseille à la mère de surveiller le régime alimentaire.

Observation VII (Personnelle)

André Fr..., 3 ans. Consultation de Saint-Louis. Samedi, service de M. le professeur Gaucher.

Cette enfant se présente avec des lésions typiques de prurigo chronique. Cette affection dure depuis deux ans et les rémissions n'ont jamais été de longue durée, dit sa mère.

Actuellement, on constate sur tout le corps un mélange de macules pigmentées et de cicatrices entremêlées diversement avec prédominance à la face d'extension des membres. L'aspect général est bigarré, on ne trouve pas de papule de prurigo typique.

Cette éruption est très prurigineuse et l'enfant ne peut pas rester en place. Elle boit beaucoup ; en interrogeant sa mère on apprend que cette enfant, nourrie au sein, a été sevrée de bonne heure (9 mois) et a mangé des potages, de la viande, du pain, de bonne heure ; l'affection serait apparue vers deux ans à l'occasion de l'éruption d'une dent, sous forme de petites plaques rouges qui auraient disparu et réapparu plusieurs fois.

L'enfant a le foie gros, il déborde d'un travers de doigt, les fausses côtes. On ne sent pas le clapotage gastrique.

Traitement. — Badigeonnage à l'huile de foie de morue.

Huit jours après (8 octobre), l'enfant revient à la consultation, améliorée.

Huit jours plus tard (15 octobre), l'enfant revient de nouveau, la peau a blanchi mais on voit apparaître sur les flancs et sur les avant-bras, des papules typiques de prurigo.

Observation VIII (Personnelle)

Prise dans le service de M. le Dr Comby (Consultation).

Marguerite Th., 23 mois. Strophulus.

Grosse enfant bouffie, les chairs flasques et jaunes font songer de loin à de l'ictère, mais il n'y a pas de teinte jaune des conjonctives. La mère se présente à la consultation la croyant atteinte d'une maladie de foie.

Nourrie au sein. Sevrée tard, cette enfant a marché de bonne heure, elle a eu sa première dent à 7 mois.

A partir du sevrage, on lui a donné à manger des bouillies, des panades, de la farine lactée, très peu de vin et de viande. La nourriture n'a pas été défectueuse mais elle a péché par excès. Actuellement l'enfant présente sur les avants-bras et sur la face externe des cuisses, des papules rosées de strophulus, sans lésions de grattage, ni macules, ni cicatrices.

Cette éruption est toute récente et la mère ne s'en était pas aperçu, l'enfant perce deux dents ; elle est constipée, le ventre est gros, le foie impossible à sentir.

Traitement. — Traitement de la dyspepsie.

Mardi 13 octobre. — La mère représente l'enfant à la consultation, les lésions cutanées se sont étendues. Tendance au prurigo.

Traitement. — Pommade au Baume-du-Pérou à 10 0|0.

Observation IX (Personnelle).

Service de M. le Dr Comby

Charles P..., 21 mois. Consultation du 5 août 1903. Antécédents héréditaires : Père pléthorique atteint d'abcès fréquents, mère bien portante, nerveuse.

Cet enfant a été nourri au sein jusqu'à 10 mois, au moment du sevrage a eu la diarrhée pendant 1 mois, a eu sa première dent à 7 mois.

A marché à 13 mois.

Depuis le sevrage (10 mois) on lui a donné des purées, de bouillies.

A partir de 15 mois, il a commencé à présenter sur la peau des éruptions successives, constituées par des papules blanchâtres surélevées, accompagnées de très vives démangeaisons qui empêchaient tout sommeil et le fatiguaient beaucoup.

Actuellement, éruption de prurigo disséminée, avec macules et cicatrices de lésions anciennes ; rien à la face, rien aux pieds.

Cet enfant boit beaucoup, il est très constipé.

Traitement. —Comme cet enfant a rendu un ascaris lombricoïde par la bouche il y a huit jours, on lui administre de la santonine à la dose de 6 centigrammes en 3 fois.

Observation X (Personnelle).

Service de M. le Dr Comby

Jean P..., 3 ans, frère du précédent- Consultation : Présente les mêmes symptômes que son frère suit le même régime alimentaire, est constamment constipé, boit beaucoup, pas de sucre dans les urines.

Rend dans ses selles des oxyures vermiculaires.

De même que son frère il présente actuellement une éruption prurigineuse constituée par des papules, des macules et des cicatrices, il présente ces lésions depuis l'âge de deux ans.

Traitement. — Même traitement que le précédent.

OBSERVATION XI (Personnelle).

Service de M. le Dr COMBY. — Enfant suralimenté.

Eczéma de la face et prurigo.

Victor H..., 16 mois. — Consultation du 5 août 1903.

Ante-Hered. — Père et mère bien portants, pas d'eczéma dans la famille.

Première dent à 10 mois. — Cet enfant commence à marcher.

Enfant nourri au sein exclusivement jusqu'à l'âge de 8 mois, mais non réglé.

A 5 mois, a eu une gastro-entérite qui a duré 1 mois. — Pas d'autres maladies. A partir de 8 mois, on a commencé, concurremment avec le sein, à lui faire prendre du lait de vache bouilli qui lui a occasionné de la diarrhée au début, mais peu à peu il s'est habitué à ce régime. Quelquefois on ajoute des bouillies, des panades, du pain, des œufs.

Depuis l'âge de 8 mois, cet enfant est constipé, le ventre est balloné, tendu.

Etat actuel. — Enfant mal réglé au point de vue alimentaire. Présente des signes de rachitismes, nodosités rachitiques des poignets. Gros ventre, foie débordant les fausses côtes.

Il présente sur la face, surtout sur les joues et le front, des placards eczématiformes suintants de couleur ambrée avec des croûtes jaunâtres. Les yeux sont indemnes.

Sur les avant-bras face d'extension et sur les cuisses, au niveau du frottement des vêtements, on constate l'existence de papules de prurigo typiques, les unes intactes, les autres excoriées.

Sur l'avant-bras droit, au niveau du poignet, un placard eczématiforme circonscrit.

Traitement. — 1° Empêcher les grattages ;

2° Nourrir l'enfant au sein en réglant les tétées. — 5 à 6 tétées par 24 heures ; ajouter peu à peu les aliments farineux, 2 bouillies de céréales par jour ;

3° S'abstenir de bains ;

4° Onctionnées matin et soir avec la pommade suivante :

Vaseline, a à........ 20 gr.
Lanoline............. —
Axonge benzoïné.... —
Oxyde de zinc....... 10 gr.
Acide salicylique..... 2 gr.

Observation XII (Personnelle).

Service de M. le Dr Comby.

Marcel B..., 2 ans, entré dans le service le 28 octobre 1903. Salle de Chaumont.

Enfant né à terme, père et mère bien portants, élevé au sein jusqu'à 10 mois.

A partir de 10 mois, biberon, lait ordinaire et soupe, panades.

A marché à 18 mois.

Première dent à 6 mois.

A été fréquemment atteint de diarrhées depuis l'âge de 10 mois.

Etat actuel. — Cet enfant est nourri d'une façon déplorable. — Il mange à table avec ses parents ; il mange de tout, dit sa mère.

Constipation alternant avec de la diarrhée, ventre balloné.

Sur tout le corps, éruption de prurigo, papules typiques aux avant-bras et aux mollets ; sur les autres parties, nombreuses macules pigmentées et cicatrices blanches, trace des lésions anciennes. L'affection dure depuis 6 mois. De temps en temps, il y a des rémissions, puis de nouvelles poussées de grosses papules rosées apparaissent en différents endroits, et comme l'affection est très prurigineuse, l'enfant se gratte continuellement et augmente l'étendue de ses lésions.

Au niveau du dos, une excoriation infectée produit un petit abcès.

Traitement. — Enveloppement de tout le corps dans le glycerole au Baume du Pérou, à 10 0/0. Guérison.

Observation XIII (Rédigée).

Jeanne V..., 7 ans, entrée le 28 mai 1901 à la salle de Chaumont, lit n° 15.

Pas d'antécédents familiaux.

Cette enfant, née à terme, a été nourrie au sein jusqu'à 1 mois, puis au biberon en nourrice jusqu'à l'âge de 6 mois. Pendant cette période, elle a présenté presque constamment de l'érythème des fesses et des éruptions cutanées provoquées par des diarrhées fréquentes.

A l'âge de 6 mois, on envoie la malade en nourrice à Chartres. Son état général s'améliore, mais le prurigo se renouvelle.

A deux ans, elle revient chez ses parents qui lui font partager leur nourriture habituelle. Le prurigo s'accentue, envahit le tronc et l'abdomen qui, jusque-là, étaient restés à peu près indemnes.

A 2, 3 et 4 ans, tous les ans, l'enfant présente des placards d'eczémas sur le bras et sur la face. Depuis cette époque, il persiste, présentant des recrudescences au printemps et en été, après s'être amendé l'hiver, il s'accompagne de vives démangeaisons le jour et surtout la nuit, en même temps papules de prurigo.

L'enfant mange de la viande, boit du vin, du café aux deux repas. Elle est toujours constipée, a peu d'appétit et se plaint souvent d'une soif vive.

Traitement. — 1° Enveloppement dans le liniment oléo-calcaire.

2° 3 fois par jour, un des paquets suivants :

Bicarbonate de soude,	aà	0,25 ctg.
Magnésie calcinée....	»	» »
Benzonaphtol.........	»	» »

Poudre de noix vomiques, un centigramme pour 1 paquet n° 20.

3° Régime.

Le 7 *Juin*. — Le prurigo a complètement disparu depuis les enveloppements — et même 48 heures après. La peau de la face est absolument nette ; sur les jambes il reste quelques traces de lésions de grattage infectées au moment de l'entrée à l'hôpital.

Observation XIV (Communiquée et rédigée).

Simone G..., deux ans, entrée le 28 janvier 1903, salle de Chaumont, service de M. le docteur Comby.

Sortie le 12 Février 1903.

Enfant qui présente des poussées d'urticaire avec légère ascension thermique. En même temps, bronchite.

On n'a pas de renseignements étiologiques.

Traitement. — Pour la bronchite.

Misce. 1° Bicarbonate de soude, aâ 0,20 ctg.
Craie préparée........ » » »
Benzonaphtol......... » » »
Poudre de noix vomique, *un centigr*.

Pour 1 paquet n° 20, deux par jour.

2° Faire matin et soir une onction avec la pommade suivante :

Glycérolé d'amidon, 50 gr.
Acide tartrique..... 1 gr.
Acide phénique Aâ 0,50 ctg.
Acide salicylique » » »

Observation XV (Communiquée et rédigée).

Elisabeth R..., 22 mois, entrée dans le service de M. le Dr Comby, le 23 avril 1901.

Antécédents héréditaires peu précis, le père a toussé l'hiver dernier, la mère, très nerveuse a eu la chorée à 10 ans.

L'enfant est née à terme — elle a été nourrie au biberon dans le Loir-et-Cher jusqu'à la semaine dernière.

Depuis le mois de décembre 1900 l'enfant n'était plus au lait, elle mangeait de la nourriture solide et buvait du vin et de l'alcool. Aussi depuis un an a-t-elle maigri. Sa mère en la ramenant de chez la nourrice s'est aperçue qu'elle portait sur le corps une éruption de larges plaques rouges qui ont en partie disparu depuis hier.

Sur tout le corps on constate les lésions caractéristiques du prurigo, les lésions sont surtout marquées sur les avant-bras avec des macules et des traces de grattage. On constate de plus l'existence de micropolyadénite (il s'agit évidemment dans ce cas d'un prurigo chronique. Ce cas est intéressant en ce qu'il montre associés deux facteurs étiologiques invoqués pour la genèse du prurigo à savoir la tuberculose. (Antécédents broncho-pneumonie antérieure, toux, micropolyadénite), et les troubles digestifs causés par une mauvaise alimentation, car quoique ces troubles ne soient pas mentionnés dans l'observation, il est permis, avec un tel régime d'en escompter la probabilité. Nous devons faire remarquer ici que la mycropolyadenite regardée par beancoup d'auteurs comme un signe de tuberculose chez l'enfant est attribuée par notre maître Comby à des inoculations cutanées, ce qui expliquerait qu'on la rencontre dans un certain nombre de cas de prurigo chronique.

(Note de l'auteur).

Traitement. — 1° Pommade au glycérolé tartrique
2° Antisepsie intestinale.

OBSERVATION XVI (Communiquée et rédigée).

Armand M..., âge 30 mois, salle de Chaumont lit n° 26. Service de M. le Dr COMBY.

Entré le 2 février 1897.

Les antécédents héréditaires sont assez chargés.

Père, malade de la poitrine depuis un an, mère, sortie depuis peu de l'hôpital Cochin pour tuberculose au premier degré. Un frère rachitique, un frère malade de la poitrine dit sa mère.

Cet enfant nourri au biberon jusqu'à 18 mois a mangé de la soupe à 10 mois, et dès cette époque, il a bu suivant une coutume de la Mayenne, du café fait avec de l'orge grillée, de très bonne heure également on lui a fait boire du cidre.

Il a marché a un an et a perçé sa première dent à 9 mois; à l'âge de 10 mois il a été atteint d'une broncho-pneumonie dont il ne s'est jamais bien remis.

Surtout malade depuis 6 mois, il tousse beaucoup depuis huit jours et n'a pas d'appétit, il n'y a pas de fièvre.

Actuellement on constate l'existence surtout le corps de papules de prurigo.

OBSERVATION XVII.

Jules T.., deux ans.

Père et mère très bien portants.

Cet enfant, né à terme, a été nourri au sein par une nourrice jusqu'à l'âge de 7 à 8 mois, puis au biberon jusqu'à 14 mois. A partir de cette époque il a commencé à manger. Actuellement l'enfant présente une bronchite de moyenne intensité.

Examen. — Déformation du thorax avec enfoncement des côtes au-dessous du mamelon, tête carrée, ventre gros. On remarque sur tout le corps, mais surtout aux membres sur la face d'extension des papules de prurigo. L'état de l'appareil digestif explique l'apparition de cette dermatose; en effet on constate de la dilatation d'estomac avec clapotage au niveau de l'ombilic.

Les intestins sont dilatés par les gaz, il y a du tympanisme. De temps en temps de la diarrhée. Cet enfant polyphagique et polydipsique est donc un dyspepsique.

Traitement. — *Régime.* — Désinfection intestinale. Liniment oléo-calcaire.

OBSERVATION XVIII (communiquée et rédigée)

Pierre B.., 22 mois, service de M. le Dr Comby, salle Barrier, lit n° 9. Entré le 30 avril 1896.

Les parents sont bien portants.

L'enfant a été élevé en nourrice, au biberon. Il en est revenu avec un ventre énorme. Il a marché à 14 mois.

A 22 mois il a été atteint d'une fluxion de poitrine pour laquelle on lui appliqua un vésicatoire. Huit jours après, éruption prurigineuse sur tout le corps. Depuis, sans intervalle, des poussées nouvelles avec des éléments urticariens passagers ont eu lieu sans interruption.

Sur les bras surtout on voit à côté des éléments urticariens et des lésions impetigineuses, de petites saillies, rouges, disséminées, rudes au toucher et comme enchassées dans l'épiderme. Ce sont des éléments de strophulus.

Cet enfant présente des déformations rachitiques du thorax. Il n'a ni diarrhée ni constipation. Mais c'est un dipsomane. Il boit par jour 1 litre 1/2 de lait, plus un litre d'eau sucrée. Il a des sueurs abondantes. C'est donc un dyspeptique.

Traitement. — *Régime.* — Purgatif. Antisepsie intestinale. Frictions de tout le corps avec de l'huile de foie de morue qu'on laisse à demeure et qu'on renouvelle tous les jours.

Observation XIX (communiquée et rédigée)

Marcelle V.., 9 ans. Dans le service du Dr Comby, en nov. 1899.

Comme antécédents héréditaires on signale que la mère folle (27 ans) est internée à la Salpêtrière depuis 7 ans.

Le père est mort.

Enfant élevée au sein jusqu'à 4 mois, puis au biberon, elle a été atteinte successivement de bronchite à deux ans, puis de coqueluche, de rougeole et de varicelle à 6 ans. De congestion pulmonaire il y a deux ans, c'est-à-dire qu'elle a un passé pathologique assez chargé.

L'enfant entre pour une poussée d'urticaire. Elle a déjà été soignée pour une première atteinte au mois de mai. L'éruption urticarienne constituée d'abord par trois ou quatre taches sur le front se généralise rapidement à tout le corps, elle persiste une heure, plusieurs heures, une journée et disparaît pendant 8 à 10 jours.

Cette éruption paraît être provoquée par une alimentation riche en viande à laquelle on ajoute du vin de quinquina, de l'huile de foie de morue. Elle est diminuée par un régime sédatif (Lait suppression du vin).

De plus on s'est aperçu que cette enfant a les deux poignets enflés. Le dos de la main est rouge, les articulations sont douloureuses.

Traitement. — 1° Régime sédatif.

2° Antisepsie du tube digestif avec

Bicarbonate de soude............	aâ	0,25 ctg.
Magnésie calcinée................	—	— —
Benzonaphtol......................	—	— —
Poudre de noix vomique..........	—	0,03 ctg.

Pour 1 paquet n° 20 trois par jour.

3° Traitement local avec

Glycérolé d'amidon..............		50 gr.
Acide tartrique....................	aâ	0,50 ctg.
Acide phénique....................	—	— —

Observation XX (communiquée)

Germaine G..., 18 mois, entrée le 14 mai 1903, salle Chaumont, lit n° 24. Sortie le 21 mai.

Cette enfant est née à terme, elle a été nourrie au sein pendant deux mois, puis mise en nourrice jusqu'à 15 mois. Chez sa nourrice elle buvait trois litres de lait par jour et prenait du vin et du café. C'est pourquoi elle a présenté des lésions eczémateuses de la face et une poussée de prurigo sur le corps.

Traitement. — Liniment oléo-calcaire en compresses. Guérison.

Observation XXI (communiquée)

Jean-Louis L..., 2 ans 1/2, salle de Chaumont.

1899. Cet enfant élevé au biberon à la campagne est entré à l'hôpital deux fois de suite avec des troubles gastro-intestinaux et une éruption de prurigo simple, localisée surtout aux membres supérieurs et inférieurs.

Dans le service, il a contracté la variole, puis la coqueluche.

Observation XXII (communiquée)

Germaine B..., âgée de 10 ans 1/2, entrée le 9 juin 1903, salle de Chaumont, lit n° 30.

Comme antécédents héréditaires pathologiques, on signale parmi 5 frères et sœurs, un mort à 5 mois d'une maladie qualifiée méningite et un autre mort à 14 jours, cyanosé depuis sa naissance.

Cette enfant, née avant terme (8e mois), a été élevée en nourrice.

Là elle prenait peu de lait, mais en revanche beaucoup d'eau-de-vie de cidre.

Revenue chez ses parents à 14 mois, elle a présenté du prurigo peu après son retour. Elle entre pour la septième fois à l'hôpital pour cette affection.

Elle était dans le service en mars 1903 et vient de passer deux mois à Garches où son alimentation était celle de tous les convalescents. Elle n'a présenté aucune lésion pendant son séjour et les règles ont apparu pour la première fois.

Actuellement l'état général est assez satisfaisant quoiqu'il persiste une légère teinte anémique. L'enfant présente une otite du côté droit depuis quatre ans.

Les lésions sont disséminées à la face antérieure des jambes et à la face postérieure des bras.

On rencontre des papules, des macules et des excoriations.

Traitement. — Baume du Pérou. L'enfant quitte le service le 22 juin pour aller en convalescence à Epinay.

Observation XXIII (communiquée et rédigée)

François L..., 3 ans 1/2, entré le 7 avril 1903, salle de Chaumont, sorti le 23 avril.

Pas d'antécédents héréditaires, deux frères bien portants.

Cet enfant est né à terme, a été nourri au sein jusqu'à 21 mois, a commencé à prendre des soupes à 15 mois, a percé sa première dent à 6 mois, a commencé à marcher à 20 mois.

Actuellement ne marche pas seul, il se traîne.

A 22 mois, rougeole.

A 24 mois, coqueluche.

A 2 mois a présenté des lésions impétigineuses sur la face.

A 2 ans 1/2, en 1902, est survenue une première éruption sur les jambes et les bras. Cette éruption constituée par des boutons rouges, nous dit sa mère, était très prurigineuse.

Actuellement, on se trouve en présence d'un enfant rachitique, petit et maigre qui présente un gros ventre et qui pèse 11 kilogs.

Il entre à l'hôpital pour une poussée de prurigo.

Traitement. — Onctions tous les deux jours avec :

Baume du Pérou	5
Glycérolé d'amidon	50

il sort le 23 avril en voie d'amélioration.

Observation XXIV (communiquée)

Louise F..., âge 32 mois, entrée le 11 juillet 1903, salle de Chaumont lit n° 23.

Rien de spécial à noter au point de vue héréditaire.

La malade née à terme élevée au biberon a marché à 1 an. Avant son entrée à l'hôpital par l'ignorance et la négligence de ses parents suivait un régime désastreux, buvait du cidre, du café, de l'eau-de-vie, ce qui fait qu'elle a présenté des convulsions très fréqnentes. Cette enfant a eu la rougeole il y a huit jours mais avant sa rougeole elle présentait une poussée de prurigo aigu qui existait depuis son retour de nourrice.

Actuellement prurigo chronique en voie d'évolution vers la guérison, pas de fièvre.

L'enfant sort le 27 juillet très améliorée. On conseille un régime plus intelligent.

Observation XXV (communiquée)

Germaine B..., 11 ans, entrée le 10 mars 1903, salle de Chaumont aux Enfants-malades, sortie le 25 mars.

Pas d'antécédents héréditaires.

Enfant née avant terme (8 mois), mise en nourrice jusqu'à 15 mois, puis reprise par ses parents.

Suivant la mère et autant qu'il faut l'en croire, cette enfant ne boirait jamais de vin, ne mangerait jamais de viande, ni de poissons, ni de charcuterie.

La première atteinte de prurigo a eu lieu à 2 ans 1/2 et la petite malade est venue 6 fois à l'hôpital pour cette affection. Suivant sa mère elle aurait eu de la fièvre, des vomissements, de la diarrhée au moment des éruptions. Ces éruptions durent de 1 à 2 mois; actuellement sur tout le corps, lésions du prurigo chronique avec lésions de grattage, macules, cicatrices et pigmentation.

Traitement. = 1°) Magnésie...........	aâ	0,25 ctg.
Benzonaphtol.........................		
Bicarbonate de soude..................		
Poudre de noix Vomique..............		0,02 ctg.

Pour un paquet n° 20
Trois par jour
2°) Enveloppement au liniment oléo-calcaire. Amélioration.

Observation XXVI (communiquée)

Hélène A..., 2 ans, entrée le 29 avril 1902, salle de Chaumont. Père et mère bien portants. Seule enfant, née à 8 mois, élevée au sein pendant 5 semaines puis au biberon. — A marché à 15 mois.

Coqueluche il y a 5 semaines qui n'est pas encore complètement guérie. Depuis trois mois cette enfant mange comme ses parents. Il y a 15 jours, apparition de papules de prurigo sur tout le corps Prurit continuel, même la nuit, aussi la plupart des papules, surtout aux avant-bras, ont été excoriées et sont recouvertes de croûtes.

Traitement. — 1°) Alimentation. Lait, potages, panades, pâtes alimentaires.

2°) Demain prendre toutes les heures un des paquets suivants :

Calomel..............................	aâ	0,10 ctg.
Scammonée...........................		
Sucre en poudre........................	—	1,00 gr.

Diviser en 4 paquets.

3°) Les jours suivants deux par jour des paquets suivants :

Beuzonaphtol	aâ	0,20 ctg.
Magnésie calcinée......................		
Bicarbonate de soude...................		

Pour 1 paquet n° 20.

4°) Compresses imbibées de liniment oléo-calcaire.

Le 11 mai. — Angine 20 cm. 3 de sérum antidiphtérique.

Le 17. — Température 38,8. Eruption morbilliforme qui dure trois jours, due au sérum.

Observation XXVII

Service du Dr Comby.

André Louis M..., entré le 20 novembre 1900, sortie le 9 déc. salle de Chaumont.

Agé de deux ans.

Le père et la mère se portent bien, une sœur de neuf ans, est également très bien portante.

Cet enfant est né à terme, il a été elevé au biberon en nourrice à la campagne, donc d'une façon défectueuse ; il revient de chez la nourrice ; depuis quatre mois l'enfant a de la diarrhée jaunâtre.

Ce petit malade présente disséminées à la surface du corps des lésions de prurigo avec sur le membre inférieur des infections locales echtymateuses, l'affection évolue sans fièvre.

Traitement. — 1° Enveloppement au liniment oléo-calcaire.

2° Supprimer le vin et les boissons alcooliques, les crudités, les sucreries.

3° faire prendre deux fois par jour un des paquets suivants.

Bicarbonate de soude..........	aâ	0, 15 centig.
Benzonaphtol	—	—
Phosphate de chaux tricalcique..		
Poudre de noix vomique.........		0, 005 millig.

4° diminuer la quantité de boissons, 2 verres de lait.

Observation XXVIII.

Hélène H..., 6 ans 1/2, entre le 27 janvier 1903. dans le service du docteur Comby, salle de Chaumont, sortie le 19 avril.

Le père de cette enfant éthylique est mort à 38 ans d'hémorragie cérébrale.

Sa mère se porte bien.

La petite malade est née à terme, elle a été mise en nourrice jusqu'à deux ans, et n'a marché qu'à deux ans.

Reprise par ses parents à deux ans, elle a commencé, ou continué à suivre un régime déplorable, elle mangeait beaucoup, de la viande, des fruits crus et buvait du vin.

A trois ans, elle a été atteinte de coqueluche.

A trois ans 1/2, de rougeole.

Alors qu'elle était encore en nourrice, elle a déjà présenté des éruptions cutanées successives qui reparaissaient environ tous les deux mois et pâlissaient dans l'intervalle.

Actuellement, on ne constate ni vomissements, ni diarrhée, ni constipation.

Sur le tronc, sur les membres et prédominant aux surfaces d'extension, on constate la présence d'une éruption papuleuse, sur un fond pigmenté des croûtelles sanguines, des macules et des cicatrices indiquent qu'antérieurement ont existé des lésions semblables.

L'enfant se plaint de vives démangeaisons aussi violentes le jour que la nuit; elle ne présente aucune lésion, sur la peau des mains.

Les autres appareils sont intacts, sauf l'estomac au niveau duquel on constate du clapotage près de l'ombilic.

Traitement. — Enveloppement avec compresses imbibées de Liniment oléo-calcaire. Guérison.

Observation XXIX

Prurigo simple chez un enfant.

M. H. Feulard, *Annales de dermatologie et de syphiligraphie*, 1826.

Voici un jeune bébé, âgé de 20 mois, entré à l'hôpital depuis hier que je n'ai pas eu le temps d'étudier complètement, mais que je désire vous montrer, car son cas me paraît tout d'actualité. Il est atteint de prurigo et j'oserais dire de prurigo typique.

C'est un enfant bien portant qui a fait un premier séjour dans le service de M. le Pr Grancher, l'an dernier à pareille époque, pour une rougeole compliquée de broncho-pneumonie. Il est resté un mois à l'hôpital, est sorti bien guéri, et revient avec une éruption datant de 6 mois déjà. Le corps entier le cuir chevelu lui-même est couvert de petites papules excoriées la plupart à leur sommet, papules très fines sans sérosité, sans autre élément que l'on trouve si souvent surajoutés dans ces cas de strophulus et d'urticaire.

Il n'y a pas non plus de réaction bien marquée de la peau, ni signes de grattage, ni eczématisation, ni lichénification.

Encore une fois un prurigo plutôt léger de type pur. Les démangeaisons sont violentes la nuit seulement et réveillent l'enfant ; son appétit est bon, ses selles régulières, non fétides.

Comme origine à ce prurigo, je trouve, comme dans la presque totalité des cas, des écarts digestifs, une surcharge alimentaire.

Jusqu'à 13 mois l'enfant a été nourri au biberon : il prenait jusqu'à 2 litres de lait par jour ; depuis l'âge de 13 mois il mange « comme ses parents ». C'est au bout d'un mois de ce régime (viande, vin, etc... dans l'intervalle des repas eau et café, la nuit demi-lait), que l'éruption s'est montrée.

Ce cas me paraît fort intéressant à examiner au moment où va être discutée à Londres la question du prurigo. Je ne vois pas comment on pourrait appeler cette éruption sinon prurigo : elle dure depuis 6 mois..... et qui sait si ce ne sont pas ces mêmes cas qui deviennent dans l'avenir, s'ils ne sont pas traités, de véritables prurigos de Hébra.

Nous avons eu l'occasion de revoir l'enfant huit jours après sa présentation. L'éruption s'était considérablement améliorée il restait seulement quelques papules sur les avant-bras; sur les membres inférieurs. La peau était devenue absolument unie et offrait seulement quelques macules pigmentées. Aucune lésion nouvelle. Aucune trace de grattage. L'enfant dort bien et va bien.

Le traitement externe a été intentionnellement nul. Le traitement interne a été avant tout hygiénique. L'alimentation a été réglée lait et deux soupes, et l'on a donné seulement deux doses quotidiennes de Benzonaphtol.

Observation XXX.

Note sur un cas d'urticaire chronique. — Début probable d'un prurigo de Hébra.

Hallopeau et Barié. *Société française de dermatologie* 1892.

Le petit malade que nous avons l'honneur de vous présenter, peut au premier abord être considéré comme banal : c'est selon toute vraisemblance un cas de prurigo de Hébra succédant, comme il est de règle, à une urticaire chronique. Il présente cependant quelques particularités qui nous paraissent mériter l'attention.

Son histoire peut être résumée ainsi qu'il suit.

J. M..., âgé de 2 ans, se présente le 28 mars à notre consultation.

Depuis sa naissance il est sujet à des poussées urticaires qui durent quelques heures et disparaissent sans laisser de trace.

Il y a un mois et demi, sans cause appréciable, la maladie a changé de caractères. Il s'est produit sur le ventre et sur le dos une éruption papuleuse qui n'a pas tardé à se généraliser. Les démangeaisons élaient très violentes et empêchaient le sommeil.

Le malade fut considéré et traité comme atteint de gale.

Après la frotte, les démangeaisons parurent diminuées un peu, mais l'éruption persiste.

Le 28 mars 1892, elle occupe toutes les parties du corps ; elle ne présente pas partout les mêmes caractères.

Au tronc, existent de petites papules d'aspect lichénoïde, dont le sommet escorié est en quelques points représenté par une croûtelle. Un certain nombre d'entre elles sont entourées de taches pigmentaires qui ne s'effacent pas sous la pression du doigt.

D'autres papules, planes, luisantes, polygonales ressemblent à des papules de lichen plan.

Le plus souvent isolées les unes des autres, elles sont réunies par place en série.

Aux bras et aux avant-bras les lésions sont à peu près identiques ; aux mains les faces dorsales et palmaires sont atteintes et il est à remarquer qu'à ce niveau, outre les papules lichenoïdes, on constate en certains points de petites vésicules, première apparition de l'eczéma qui dans les cas invétérés vient compliquer cette dermatose.

Aux membres inférieurs, les lésions sont identiques, mais les papules y présentent des dimensions plus considérables et atteignent le volume d'un grain de chenevis.

La plante des pieds est respectée ; à la verge existent quelques papules ressemblant à du lichen plan.

A la face, les papules sont peu nombreuses, sauf au niveau du front.

En plus de ces lésions lichenoïdes, il existe des papules ortiées typiques.

L'état général est excellent.

Le seul trouble que cause l'éruption est un prurit quelquefois très intense.

M. Hallopeau fait remarquer que l'on peut sur ce malade prendre sur le fait la genèse des papules de prurigo aux dépens des plaques ortiées.

L'urticaire ne peut être considérée ici comme une simple cause prédisposante. C'est la même dermatose qui se manifeste d'abord sous la forme d'urticaire, puis sous celle de prurigo.

M. Hardy, intervenant dans la discussion : on retrouve dans ce cas chez l'enfant que vient de nous faire voir M. Hallopeau, tous les éléments de ce que j'ai appelé le strophulus prurigineux. Il y a en effet dans l'éruption qu'il présente, un mélange d'érythème, d'urticaire et d'éléments papuleux bien caractéristiques. Cette affection est très commune chez l'enfant, surtout au moment de la dentition. On l'observe de préférence chez ceux qui sont soumis à une hygiène défectueuse, chez ceux qui, en particulier, habitent des logements étroits, insuffisamment aérés. On obtient de bons résultats par l'usage des alcalins, l'abstention des acides, et le changement d'air.

Besnier intervenant dans la discussion :

Les éruptions du type de celle que l'on a observée sur l'enfant présenté par M. Hallopeau sont extrêmement communes dans l'enfance. On peut s'en assurer aussi bien dans la pratique de la ville, que dans les consultations publiques des hôpitaux ou des dispensaires. Leur polymorphie est considérable. Toutes les classes villaniques y sont représentées et la plupart des types que l'on a créés sur les bases de la lésion cutanée sont entièrement artificiels.

Ce qui reste à faire pour les classer naturellement est infiniment plus difficile que de les étiqueter d'après la lésion cutanée ; il faut observer les enfants, décrire l'état général et faire le tableau complet du complexus morbide ; les suivre dans les phases diverses de l'évolution dans le présent et dans les années qui suivront.

Dès à présent, au point de vue de l'avenir dermatologique de ces enfants, on peut assurer que la majorité guérit plus ou moins rapidement avec ou sans traitement.

Mais si la diathèse de prurit s'installe, l'échelle des lésions s'élève; aux éléments ortiés, pseudo lichéniens, succèdent les dermatites multiformes papuleuses, les érosions de grattage, l'eczématisation et la lichénisation.

Index Bibliographique

Pr E. Gaucher. — Traité clinique des maladies de la peau.

Hardy. — Traité des maladies de la peau.

Hallopeau et Leredde. — Dermatologie.

Comby. — Traité des maladies de l'Enfance.

Grancher, Comby, Marfan. — Traité de Médecine infantile.

Comby. — De la dilatation d'estomac chez les enfants. — *Archives de médecine* (1884).

Comby. — Du strophulus ou lichen aigu simple des enfants. *Médecine Infantile* (15 août 1894).

Comby. — Urticaire chez les enfants. *Societé médicale des Hôpitaux* (25 octobre 1889).

Comby. — Des dangers de la suralimentation chez les enfants. *Progrès médical* (1893).

Hallopeau. — Prurigo simple aigu et prurigo de Hebra. *Société française de Dermatologie et de Syphiligraphie* (1894).

Du Castel. — Le prurit. Clinique de l'hôpital Saint-Louis. *Bulletin médical* (10 mars 1900).

L. Brocq. — La question des eczémas. *Annales de dermatologie et de Syphiligraphie* (1900).

Millon. — *Thèse de Paris*, 1893. Les manifestations cutanées dues aux vices de la nutrition chez les enfants.

Ernest BERNIER. — Sur la question du prurigo. — Rapport présenté au 3e Congrès international de dermatologie et de syphiligraphie.

BOUCHARD. — De l'auto-intoxication dans les maladies. — Maladies par ralentissement de la nutrition.

BELLOT. — *Thèse de Paris*. — Des dangers de la suralimentation chez les enfants. 1893.

MARFAN. — Les eczémas des nourrissons (*Semaine médicale* (1894).

MARFAN. — L'eczéma séborrhéïque des nourrissons (*Bulletin médical* 1898).

JACQUET. — Les dermites infantiles simples. In *Pratique dermatologique*, tome I, page 887-889).

LELOIR et TAVERNIÈS. *Annales de Dermatologie.*

ROUX MARTIN et PAILLOUX (Annales de l'Institut Pasteur, 1894).

BÉGUINOT. — *Thèse de Paris*, 1902.

TOMMASOLI. — Lichen simplex aigu de Vidal. Prurigo temporaire autotoxique. *Journal des maladies cutanées* (1893).

HALLOPEAU. — Des Urticaires. *Semaine médicale* (1894).

TENNESON et LEREDDE. *Société française de dermatologie* (février 1896).

FEULARD. — *Annales de dermatologie et de syphiligraphie.* Année 1896, page 1053 ; année 1896, page 1107.

A. ROBIN et LEREDDE. — *Bulletin de l'Académie de Médecine*, 1899.

BESNIER. Du prurigo. — *Académie de Médecine*, 1896.

HALLOPEAU et BARRIÉ. — Sur un cas d'urticaire chronique, début probable d'un prurigo de Hébra. *Société française de dermatologie*, 1892.

DU CASTEL. — Les Saisonniers. Clinique de l'hôpital Saint-Louis (*Semaine médicale*, 1898).

CONCLUSIONS

Nous terminerons donc cet exposé par les conclusions suivantes.

1° Il y a un lien de parenté étiologique entre les dermatoses dénommées urticaire, strophulus, prurigo simple, prurigo de Hebra ou prurigo chronique : *ce sont des toxidermies.*

2° Le prurigo chronique (*Prurigo de Hebra*) n'est que l'aboutissante du prurigo simple de l'enfance. La cause qui a engendré dès l'enfance les poussées du prurigo simple persistant chez l'adulte ou chez l'adolescent, le prurigo s'installe pour une période de temps indéterminée. Mais en dehors de la chronicité rien, aucune lésion anatomique ne sépare le prurigo chronique du *prurigo simple.*

3° La raison étiologique des poussées de prurigo se trouve dans les fermentations gastro intestinales qui constituent la *dyspepsie chronique.*

4° Cette dyspepsie chronique est le résultat des fautes hygiéniques dans l'alimentation du jeune âge, comme l'a montré M. le Dr Comby. Parmi ces fautes on relève le plus souvent la suralimentation et l'alimentation vicieuse.

5° Des considérations qui précèdent, il suit qu'il faut, pour exciter la transformation toujours possible du *prurigo simple* en *prurigo chronique*, instituer le traitement de la dyspepsie et prophylactiquement régler l'alimentation des enfants suivant les meilleures règles hygiéniques.

Paris. — Imprimerie de l'Institut de Bibliographie. — XI-1903. — N° 1330.

www.ingramcontent.com/pod-product-compliance
Ingram Content Group UK Ltd.
Pitfield, Milton Keynes, MK11 3LW, UK
UKHW020422230726
13925UKWH00004B/1568